MÉTHODE
DE NOURRIR ET DE SOIGNER LES ENFANS NOUVEAUX-NÉS.

Par M. Daunou, Maître en Chirurgie, Chirurgien de l'Amirauté, Démonstrateur de l'Art des Accouchemens à Boulogne-sur-Mer.

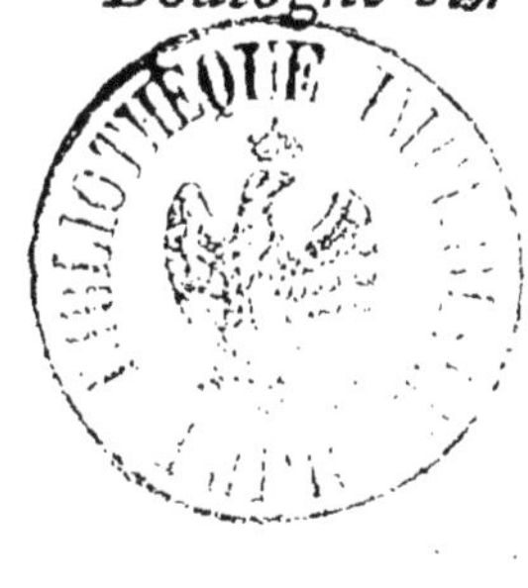
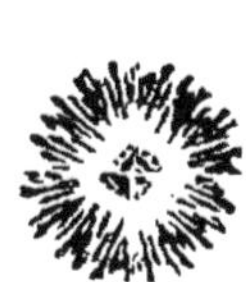

A BOULOGNE,
DE L'IMPRIMERIE DE DOLET.

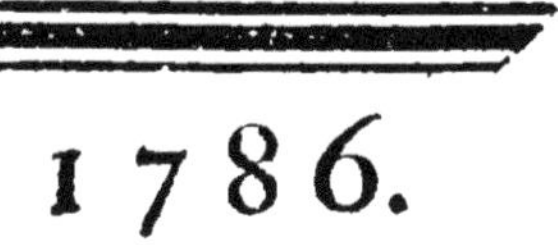

1786.

MÉTHODE

DE nourrir & de soigner les ENFANS NOUVEAUX-NÉS.

LES secours ne sont jamais plus nécessaires à l'homme que dans les premiers tems de sa vie ; jamais les douleurs ne sont plus vives, les dangers plus pressans, les besoins plus multipliés. Foible, incapable de se soulager lui-même, l'enfant succombe bientôt aux maux qui l'accablent, si on lui refuse les soins que ses cris sollicitent.

Peu d'enfans sont laissés sans secours, mais beaucoup sont mal secourus ; on se trompe dans l'éducation physique comme dans l'éducation morale, en suivant dans la pratique de trop pernicieux préjugés. Je vais tâcher de les faire connoître & de les combattre, moins en indiquant des méthodes nouvelles, qu'en rassemblant les réflexions sages des plus judicieux observateurs.

I. Tout le corps de l'enfant qui naît eſt couvert d'une crasse qui vient de la liqueur dans laquelle il a vécu ; il est important de l'en délivrer d'abord. Le beurre dont on se sert pour cela eſt dangereux quand il n'est pas dessalé, les grains de ſel pouvant gercer la peau délicate de l'enfant. Le vin pur a trop d'activité. Rien n'est donc à préférer au mélange tiéde d'un tiers de vin ſur deux tiers d'eau. On peut réitérer ce mélange quelques jours de ſuite, mais en diminuant chaque fois la chaleur, jusqu'à ce qu'enfin il devienne presque froid. Ce lavage fortifiera la peau ; & c'est en la fortifiant, qu'on procure une transpiration réguliere, base essentielle de la santé.

Si la crasse qui couvre l'enfant paroît gluante & épaisse, on peut se servir d'une décoction de camomille avec un peu de savon.

II. L'enfant, renfermé dans ses enveloppes avant sa naissance, jouissoit d'une grande liberté. Pourquoi l'en priver dès qu'il voit le jour ? Cependant on le gêne, on lui donne des liens, on l'emmaillote, on le couche la tête fixe, les jambes allongées, les bras pendans à côté du corps : entouré de linges & de bandes de toutes especes, il ne peut plus changer de situation ; heureux, ſi on ne le comprime pas au point de lui ôter la respiration, si on ne l'empêche pas de rendre certaine matiere phlegmatique & mousseuse qui doit sortir de sa bouche! Combien une contrainte si cruelle ne peut-elle pas influer sur le tempérament, gêner la circulation du sang, rendre les membres difformes & contrefaits, s'opposer à leurs progrès, mettre obstacle à l'évacuation d'une matiere excrémentielle & noirâtre connue sous le nom de *Meconium*? Matiere dont le séjour dans le corps de l'enfant est le plus souvent mortel, à cause de l'irritation des intestins & des coliques violentes qu'elle occasionne, à cause de l'acrimonie & de la corruption qu'elle produit.

Tous ces effets étant confirmés par des exemples aussi tristes que fréquens, je crois être en droit de conclure qu'il faut substituer aux bandes & au maillot des langes flottans & larges qui laissent tous les membres en liberté, qui ne soient ni assez chauds pour empêcher entiérement l'impression de l'air, ni assez pesans pour gêner les mouvemens. Placez le nouveau-né dans un berceau où il puisse étendre & développer ses membres; quels progrès rapides n'appercevrez-vous pas en lui?

Les usages les plus bisarres s'appuient toujours de quelque prétexte. Voici celui dont on se sert pour autoriser le maillot; on craint que l'enfant n'abuse de sa liberté pour se blesser. Mais pourra-t-il donner à ses mouvemens assez de force pour les rendre dangereux ? & s'il prenoit une situation violente, sa douleur ne l'avertiroit-elle pas bientôt d'en changer ? Parmi ceux pour lesquels on suit la méthode que je recommande, en voit-on un seul qui se blesse ?

La vraie raison qui détermine à garotter ainsi les enfans, c'est qu'en cet état ils donnent bien moins de peine à ceux qui sont chargés de prendre soin d'eux ; il n'est plus nécessaire de les veiller avec tant d'attention. D'ailleurs une enveloppe plus ouverte cacheroit moins la mal-propreté dans laquelle on les laisse souvent languir. Mais de tels motifs doivent-ils exister pour une vraie mere ? & s'ils font agir une nourrice étrangere, n'est-ce pas alors une raison de plus pour ne lui pas confier un enfant ?

III. Cependant il arrive tous les jours que les meres, à peine débarrassées des travaux & des suites de l'accouchement, s'empressent de se décharger sur des mercénaires d'une obligation que la nature leur impose ; abus ancien que les vrais amis de l'humanité ont toujours combattu par des preuves aussi solides que multipliées : je vais en faire une courte analyse (1).

(1) Voyez dans le Traité de Plutarque, sur l'éducation des enfans, vol. Ier. de ses Morales, la plupart des preuves que les modernes ont dévéloppées. Voyez aussi Rousseau ;

L'usage des nourrices étrangeres est dangereux pour la mere & pour l'enfant.

1°. Il est dangereux pour la mere, parce que le reflux & la coagulation du lait devenu inutile peuvent causer des ravages cruels & permanens. C'est à cette cause que l'on peut attribuer tant de tumeurs glanduleuses, malignes, carcinomateuses qui surviennent aux mamelles. J'en dis autant des cancers, de la phtysie & des vapeurs, dont elles se seroient préservées en suivant les loix de la nature (1).

Plusieurs femmes ont trouvé dans la sage pratique de nourrir elles-mêmes, un remede efficace contre l'affection hystérique. Il est donc faux que la foiblesse du tempérament soit un obstacle réel. Une femme qui a pu porter un enfant durant neuf mois & le mettre au monde, a ordinairement assez de force pour le nourrir.

2°. L'enfant confié à une nourrice étrangere est exposé à des périls de plus d'un genre. D'abord rien n'est plus propre à affoiblir en lui l'amour qu'il doit avoir pour sa mere : la tendresse qu'il conserve pour elle n'est plus un penchant irrésisti-

(1) On peut juger par ces principes du danger des remedes que l'on a coutume d'appliquer sur les seins des nouvelles accouchées.

ble, comme celle qu'il a pour sa mere adoptive. Comment peut-on consentir à céder une partie des droits maternels ?

De plus, d'où viennent dans les enfans tant de passions, tant de goûts différens de ceux de leurs parens, tant d'inclinations basses, tant de vices alarmans ? ne les ont-ils pas souvent puisés dans le lait de leurs nourrices ? L'influence de ce lait sur le moral du nourrisson est une opinion ancienne, générale, appuyée sur les principes de la saine physique, confirmée par l'expérience & par l'histoire, annoncée même par les symboles de la mythologie. On a feint que Romulus & Remus avoient été nourris par une louve, Télephe par une biche, Egyste par une chevre. Que signifient toutes ces fictions ? sinon que les nourrices de ces princes avoient des inclinations vulgairement attribuées à ces animaux, & qu'elles les avoient communiquées à leurs nourrissons. L'histoire nous apprend que la nourrice de Néron aimoit le vin, & qu'en conséquence Néron fut adoné au même vice. On attribue la cruauté de Caligula à l'habitude qu'avoit sa nourrice de se rougir le mamelon de sang. On sait que la Reine Blanche, mere de S. Louis, mit les doigts dans la bouche de ce prince, alors enfant, & qu'elle nourrissoit de son lait, pour lui faire rejetter celui que lui avoit donné une dame de sa cour.

Enfin on n'ignore pas que la nature & les diverses qualités des alimens dont se servent les hommes, contribuent à varier leurs goûts, leurs passions & leurs mœurs. Seroit-il étonnant que la premiere nourriture fît une impression plus durable & eût une influence plus marquée? Je viens aux maux purement physiques & corporels, auxquels l'usage que je combats expose les nouveaux-nés. J'ai déjà observé que le long séjour du *Meconium* dans le corps de l'enfant entraîne les plus grands dangers. Or pour opérer l'évacuation de cette matiere, quel sera le purgatif proportionné à la débilité & à la molesse de ses organes? Assurément il n'en est aucun dans ceux que l'art indique qui n'ébranle le genre nerveux du nouveau-né, sur-tout s'il est délicat. La nature lui en a préparé un; c'est le lait de sa mere, tel qu'il est après l'accouchement. C'est alors une liqueur séreuse & tenue qui, sans charger l'estomach, le déterge de la lie qui l'infecte. Quand ce lait aura pris plus de consistance, les organes de l'enfant acquis plus de vigueur, quel aliment pourroit mieux lui convenir qu'une substance qui s'accommode graduellement à ses forces & à ses besoins? Un autre lait, fût-il en soi meilleur, lui sera relativement moins bon.

La sollicitude maternelle ne se supplée point. Une mere empruntée n'a ni ne peut avoir d'attachement pour son nourrisson qu'avec le tems, encore ne sera-t-il jamais égal à celui d'une mere effective : qu'on ne soit donc pas étonné des accidens qui arrivent aux enfans par la négligence des nourrices. En voici des exemples.

1°. L'une met son nourrisson à côté d'elle pour l'alaiter ; étant accablée de sommeil ou de travail, elle se penche doucement vers lui & s'endort. L'enfant n'ayant pas la force de se défendre, ni de la réveiller, se trouve étouffé.

2°. L'autre assise sur son lit serre l'enfant entre ses bras ; celui-ci succombe à cette situation violente dont il ne peut se débarrasser, durant le sommeil de sa nourrice. Mais jamais les accidens ne sont plus à craindre que lorsque les femmes se penchent sur le berceau placé à côté de leurs lits : c'est par cette attitude que les enfans sont le plus souvent étouffés. Que dirai-je enfin de celles qui, pour vaquer plus facilement à leurs affaires, suspendent les nourrissons à un clou dans un des coins de la cheminée, les laissent plusieurs heures dans ces endroits sales & mal sains ! On sent toutes les suites de ces négligences ; on voit que la poitrine doit se comprimer, le visage devenir violet, &c. Et voilà pourquoi tant d'enfans reviennent de nourrice difformes, blessés, ou par le feu ou par quelques animaux ! Une mere se met en garde contre de tels accidens ; elle porte l'attention jusqu'à éviter les coleres violentes, les chagrins, les alimens échauffans, les liqueurs ; précautions auxquelles une femme étrangere ne s'assujettira jamais, & dont l'omission entraîne les suites les plus fâcheuses.

Puissent ces raisons persuader toutes les meres ! J'ose leur promettre un attachement solide & constant de la part de leurs maris, une tendresse vraiment filiale de la part de leurs enfans, l'estime & le respect du public, d'heureuses couches, sans accidens & sans suites, une santé ferme & vigoureuse.

IV. Si malgré des motifs aussi puissans on vouloit avoir recours à une nourrice mercénaire ; si l'état de la mere ou quelqu'autres circonstances fâcheuses forçoient à faire prendre à l'enfant un lait étranger, au jugement même des personnes de l'art, il faudroit alors employer les plus grandes précautions dans le choix de la femme à laquelle le nouveau-né devroit être confié. Cet article étant d'une extrême importance, on me permettra d'entrer dans de grands détails ; ils montreront combien une bonne nourrice est rare ; ce sera une preuve de plus pour engager les meres à nourrir elles-mêmes autant qu'elles le pourront.

J'observerai d'abord que l'examen dont il s'agit

ici est d'une très-grande difficulté, tant parce que les objets en sont très-multipliés, que parce que les nourrices sont aussi adroites qu'intéressées à cacher tout ce qui pourroit être un motif d'exclusion.

J'observerai en second lieu que cet examen ne doit pas se borner à la personne de la nourrice, mais qu'il doit s'étendre à celle de son mari & à celle de son enfant; par rapport au premier, il faudra connoître ses mœurs, sa constitution, les maladies qu'il a éprouvées, &c. Par rapport au second, quel est son âge, quels ont été ses progrès; s'il n'est point ou s'il n'a pas été sujet aux maladies des nouveaux-nés, qui proviennent des vices des parens ou des mauvaises qualités du lait.

Reste l'examen le plus important, celui de la nourrice elle-même. Cet examen présente naturellement trois objets, la constitution interne, la conformation extérieure & le lait.

Quant au premier objet, il faut s'informer avec soin de la conduite de la nourrice, de ses habitudes, de ses passions, des alimens dont elle se sert, de ses maladies (distinguant beaucoup celles auxquelles elle seroit habituellement & périodiquement sujette, de celles qu'elle n'auroit souffertes que par accident & par hasard). Mais on n'est presque jamais assuré de la bonne foi des femmes que l'on interroge sur ces articles; on est souvent réduit à juger de la constitution intérieure par la conformation externe. Or voici les principes dont on peut se servir à cet égard.

Il faut qu'une nourrice ne soit ni excessivement maigre ni excessivement grasse. Dans le premier cas sa foiblesse, qui augmenteroit naturellement tous les jours, se communiqueroit à son nourrisson. En effet, l'on sait que les enfans fatiguent les nourrices, sur-tout dans les six premieres semaines & lorsque la dentition se fait. Dans de telles circonstances, le lait d'une nourrice foible deviendra exténué & nuisible. Si la nourrice est trop grasse, elle sera pesante, engourdie, paresseuse, chargée d'humeurs & par conséquent sujette à plusieurs maladies. Il faut donc choisir une femme robuste & forte, ayant la chair ferme, mais sans trop d'embonpoint.

On doit exclure toutes celles qui seroient contrefaites, en quelque partie que ce fût ; une difformité est le signe d'un vice morbifique, soit héréditaire, soit acquis, comme le rachitis, &c. On évitera également celles qui auroient les yeux foibles, mal disposés, ou dont l'ouïe seroit dure : plusieurs exemples attestent que ces vices se communiquent aux nourrissons.

Une peau rude annonce quelquefois un vice dartreux. Il y a plus à craindre encore, si l'on apperçoit ou si l'on sent au toucher quelques corps glanduleux, obstrués dans le tissu graisseux ; s'il y a des cicatrices au col ou aux seins. Des dents blanches, bien affermies par de bonnes gencives, excluent tout soupçon de scorbut.

On préférera celles dont les cheveux sont bruns ou châtains, aux rousses, aux blondes & aux noires. Le lait de toutes celles qui sont d'une de ces trois couleurs a la même odeur que leur peau : ajoutons qu'elles sont ordinairement mal-propres ; défaut impardonnable dans une nourrice.

Il faut spécialement examiner la forme des seins & des mamelons. Les seins doivent être un peu pendans, de maniere qu'il y ait un pli profond en dessous, & que le mamelon se trouve à la partie la plus basse : tels sont les seins que l'on nomme *gutteux*, & dont la forme promet une plus grande abondance de lait, que celle des seins que l'on appelle *charneux*. Le mamelon doit être assez allongé pour aller jusqu'au milieu de la bouche de l'enfant, & assez mol pour être aisément comprimé entre la langue & le palais.

Le dernier objet qui se présente à examiner dans une nourrice ; c'est son lait ; on doit rejetter celui qui a une mauvaise odeur & donner une grande attention à la saveur, à la couleur, à la consistance. Quant à la saveur, le meilleur lait est doux, balzamique, & dont le goût approche de celui d'un lait d'amandes douces qui seroit un peu sucré. Quant à la couleur, on préférera celui qui est d'un beau blanc. Le lait bleuâtre est aqueux; le jaunâtre & le verdâtre sont bilieux, amers & salés. Celui qui est plombé est d'une odeur désagréable. Quant à la consistance, pour en bien juger il est à propos de faire usage d'un verre bien net. On distinguera plus aisément s'il est crêmeux ou fromageux: le premier tient le ventre trop libre, le second le constipe. Afin de s'assurer plus entiérement de l'existence & de la certitude de ces qualités, on peut poser une goutte du lait qu'on examine sur l'ongle; s'il tache la partie où il a été reçu, & qu'il ressemble à une goutte de suif, il doit être regardé comme très-fromageux. Le lait épais & en petite quantité est sur sa fin, ou d'une femme grosse: c'est alors le plus mauvais. Le lait doit être abondant & d'une consistance médiocre.

Il faut, autant qu'on le peut, examiner les nourrices lorsqu'elles sont encore à jeun, autrement leur lait se ressentira toujours de l'odeur & du goût des derniers alimens qu'elles auront pris.

Il est rare qu'une femme réunisse toutes les qualités nécessaires pour former une bonne nourrice: c'est aux personnes de l'art à déterminer quelles sont celles dont on peut se servir avec le moins d'inconvéniens.

V. Il est une précaution sage que doit prendre toute femme qui nourrit, c'est de donner à teter à son nourrisson toujours à la même heure. Si l'enfant se trouvoit alors endormi on pourroit l'éveiller sans crainte. En suivant cette sage pratique on a fait perdre à plusieurs des habitudes dangereuses : d'ailleurs les nourrices peuvent par ce moyen se procurer un someil plus tranquile ; leur lait ne sera point gâté par les insomnies, elles ne seront pas exposées au froid de la nuit, ni aux accidens & maladies qui en sont les suites.

VI. Quelques meres, pour éviter à la fois & la prétendue incommodité de nourrir elles-mêmes, & les dangers auxquels sont exposés les enfans alaités par des étrangeres, prennent le parti de leur donner certains alimens composés, comme des *bouillies*, des *gruaux*, des *pâtes*. Il est aisé de voir que de telles nourritures sont encore moins proportionnées à la foiblesse des organes du nouveau-né, que le lait d'une nourrice quelconque.

VII. Les meres pensoient autrefois qu'elles ne pouvoient tenir trop chaudement les enfans nouveaux-nés, même dans la saison la plus douce : à peine souffroient-elles qu'ils vissent la lumiere & que leur visage fût exposé à l'air. Si ces précautions étoient

étoient excessives, du moins elles n'étoient point sujettes aux suites funestes de la méthode moderne. Aujourd'hui on expose beaucoup trop au froid les enfans qui viennent de naître ; on s'étonne ensuite d'en voir périr quelques-uns en un ou deux jours, sans aucun symptôme de maladie : on suppose qu'ils sont morts de quelques convulsions subites occasionnées par un abcès à la tête, &c. Il est souvent très-vrai que ces enfans meurent d'une convulsion, mais celle-ci n'a la plupart du tems d'autre cause que le froid.

S'il est un tems où il soit nécessaire d'entretenir la chaleur de l'enfant, c'est sur-tout dans les premiers instans après sa naissance. Cependant, sous prétexte de laisser reposer plus tranquillement la mere, on fait au nouveau-né un petit lit, le plus souvent placé hors de la chambre de l'accouchée. Que ne doit-on pas craindre de ce passage subit d'un lieu chaud à un autre qui l'est moins ? Quoi de plus propre à causer des engourdissemens, des convulsions ?

Le prétexte du repos de la mere est frivole. Si on en excepte certains cas fâcheux & rares, elle se trouvera toujours bien dédommagée de la perte de quelques instans de someil, par la satisfaction d'avoir son enfant auprès d'elle dans une situation tranquille & sûre. Je crois donc que les meres doivent faire coucher les nouveaux-nés auprès d'elles, je veux dire auprès de leurs lits ; en sorte que le lit de la mere & celui de l'enfant soient couverts du même rideau. L'omission de cette pratique coûte sûrement la vie à un grand nombre d'individus. Mais après les deux premiers mois & lorsqu'on aura par des degrés insensibles & prudemment ménagés, accoutumé l'enfant à supporter le froid, rien ne lui sera plus utile que ce lavage par le moyen d'une éponge. On commencera par le visage, les oreilles & le derriere de la tête ; puis on descendra au col, aux reins & à toutes les autres parties du corps. On observera avec soin un espace vuide au-dessus du front où l'on sent une pulsation : les os n'étant pas encore réunis en cet endroit, il faut y apporter de grands ménagemens.

Cette coutume, usitée avec succès chez plusieurs peuples, paroîtra sans doute révoltante à quelques meres, qui ne pourroient résister aux cris que poussent les enfans la premiere fois qu'on les lave ainsi. Des meres aussi tendres, mais plus raisonnables, qui ont suivi cette méthode, ont reconnu qu'elle étoit propre à fortifier promptement leurs nourrissons, qu'ils devenoient moins sensibles aux impressions de l'air, moins exposés à la noueure, aux obstructions, aux convulsions, aux maladies de la peau & à plusieurs autres maux trop ordinaires à ceux que l'on éleve autrement.

En suivant cette pratique, il faut se garder d'en détruire les effets, en tenant ensuite trop chaudement les enfans. Il est important que depuis le moment où on a commencé à les laver ainsi, ils soient peu habillés tant le jour que la nuit; qu'ils aïent sur-tout la tête très-peu couverte & nullement pendant le jour, depuis l'âge de deux ans, jusqu'à dix. Ceux que l'on tient trop chaudement sont presque toujours enrhumés, bouffis, languissans, pâles, foibles, exposés à la consomption, à la noueure & aux autres maladies dont j'ai parlé.

Quelle que soit l'importance de ces regles, elles ne sont pas sans exception; il est un degré de débilité qui met en danger les jours de l'enfant, si on n'emploie les cordiaux & les frictions seches. Dans ce cas, les lavages & les bains froids que je viens de conseiller, deviendroient nuisibles & même mortels.

VIII. Quoique le lait maternel soit, ainsi que nous l'avons remarqué, le purgatif le plus naturel pour procurer l'évacuation du *Meconium*, cette évacuation est néanmoins quelquefois très-tardive. Afin de l'accélérer, on fera boire aux enfans de l'eau dans laquelle on aura fait fondre du sucre & du miel. Pour être encore plus sûr d'une entiere évacuation, on donnera à l'enfant une demi-once de syrop de chicorée, en y mêlant un peu d'eau tiede: cette boisson peut se prendre à plusieurs reprises. Ce léger purgatif est à préférer à tout autre, sur-tout à l'huile d'amandes douces, qui s'aigrit dans l'estomac. On peut encore se servir de la petite fiche de savon.

IX. Quoique les enfans aient bien purgé aussitôt après leur naissance, il arrive quelquefois que le lait maternel s'aigrissant dans leurs intestins, produit des vomissemens, des coliques violentes, des convulsions, des diarrhées. Pour expulser la matiere aigre & pour empêcher qu'il ne s'en forme de nouvelle, le syrop de chicorée est encore le meilleur remede. Cependant si l'enfant avoit des tranchées & le ventre gros; si ses déjections étoient vertes; s'il étoit tourmenté du hoquet & de vomissemens, on pourroit faire usage de poudres absorbantes, comme de celles de perles, de corail, d'yeux d'écrevisses, &c. La doze pour un enfant d'un mois, est de six grains deux fois par jour, jusqu'à parfaite guérison. On augmente la doze suivant l'âge & la situation de l'enfant. Ces poudres doivent être délayées dans deux cuillerées de quelque liqueur douce. La meilleure est l'eau de cornes de cerf peu chargée, qu'on appelle eau blanche, & qui se fait de la maniere suivante : Prenez de la corne de cerf, demi-once, un peu de mie de pain blanc, une petite pincée de canelle en poudre : faites bouillir le tout en une livre d'eau (ce fait une pinte) dans laquelle on aura fait fondre un demi gros de savon blanc jusqu'à réduction de moitié. Passez cette décoction dans un linge en la pressant légérement, & dulcorez-la avec un peu de sucre.

On soulage les enfans dans les accès de colique, en leur donnant des lavemens avec une décoction de camomille, dans laquelle on aura l'attention de dissoudre un gros de savon. Une flanelle trempée dans cette décoction, à laquelle on ajoutera un gros & demi de thériaque, pourroit s'appliquer chaudement sur le ventre & y seroit également utile.

X. L'ictere ou la jaunisse, que le peuple regarde dans les enfans comme un signe de la blancheur future de la peau, est réellement une maladie très-dangereuse, sur-tout lorsque la transpiration teint le linge & que les urines sont fort jaunes.

La jaunisse est très-rare dans les enfans alaités par leur propre mere ; le contraire arrive à ceux qui sont nourris par des étrangeres, sur-tout quand leur lait est vieux, ou quand il a trop de consistance. Il est certain que le foie des enfans ne s'engorge qu'en conséquence des qualités vicieuses du lait ou de l'usage des bouillies.

Si en même tems que les urines se chargent, la peau ne revient pas dans l'état où elle étoit avant la jaunisse, cette évacuation est alors purement symptômatique; & si les excrémens deviennent séreux, de couleur verte & tachetée de blanc, & la peau brûlante, l'enfant tombe dans l'assoupissement & bientôt après dans des convulsions continuelles qui terminent en peu de tems sa vie, par un dépôt purulent au foie.

Dès la premiere apparition de la jaunisse, on doit recommander à la nourrice de donner très-peu de lait. On fera prendre aux nouveaux-nés, peu à la fois, mais très-souvent, de l'eau de chiendent. Sur six onces de cette eau, on ajoutera une once & demie de syrop de chicorée. Les lavemens sont également nécessaires. Si malgré tous ces remedes l'enfant demeuroit jaune, il faudroit lui donner une nourrice plus jeune & dont le lait fût plus nouveau. Rien n'est plus propre à communiquer au sang de l'enfant la fluidité requise, que l'usage du *Colostrum*, qui n'est destiné qu'à cette fin.

XI. Soit par le trop long séjour du *Meconium*, (& dont nous avons indiqué plus haut ce qu'il faut faire en ce cas) soit par le changement subit de nourriture, soit par le moyen des bouillies que l'on fait prendre aux nouveaux-nés, il arrive souvent que leurs premieres maladies consistent en des tranchées qui leur agitent tout le corps & les font crier jour & nuit. Dans cet état ils rendent une grande quantité de vents : leurs excrémens sont verdâtres, leurs intestins en convulsion.

Il est à propos de ne pas donner à teter à l'enfant aussitôt après sa naissance ; on attendra vingt-quatre heures : on lui donnera à teter peu-à-peu dans le commencement, jusqu'à ce qu'il s'accoutume à faire de bonnes digestions.

Les nourrices font tout le contraire. Le lait & la bouillie qu'elles donnent en grande abondance à leurs enfans, forment une pâte épaisse dans l'estomac & dans les premieres voies ; les vaisseaux lactées ne portent plus dans le mésentere & dans les glandes de ce viscere qu'un mauvais suc, qui devient la cause des plus dangereuses obstructions.

XII. Le lait d'une femme rousse, mal-saine, adonée au vin, ou sujette à quelqu'autre vice, peut, par sa chaleur & par son acrimonie, faire venir à la bouche de l'enfant des petits ulceres qu'on appelle aphtes ; en effet, d'un tel lait s'élevent nécessairement des vapeurs mordicantes qui forment une crasse visqueuse, laquelle s'attachant par toute la bouche, y cause facilement des ulceres. Selon Galien, ces ulceres sont difficiles à détruire, parce qu'ils sont situés en un lieu humide, & que par conséquent les remedes, détrempés aussitôt par la salive, ne peuvent s'y fixer. C'est pourquoi il est alors essentiel de tempérer, de rafraîchir le lait de la nourrice, en lui faisant observer un régime de vie rafraîchissant, en employant la saignée & les purgations. Quant à l'enfant, on lui lavera la bouche avec l'eau d'orge & le miel rosat, en y ajoutant quelques gouttes de jus de citron.

XIII. Si les femmes n'ont pas soin de tenir les enfans bien proprement, & de changer & laver souvent leurs couches, l'âcreté des matieres excrémentielles reçues par les linges ne manque pas de leur occasionner de la rougeur & de la cuisson aux cuisses & en d'autres parties du corps. De là, l'irritation & l'inflammation de ces parties: effets d'autant plus prompts, que les tégumens & l'épiderme sont plus délicats, & se séparent plus aisément.

Les topiques les plus convenables à ces excoriations, sont les remedes rafraîchissans & adoucissans, comme le cérat de Galien, l'onguent rosat, ou de légers absorbans, tels que la poudre à poudrer, la vermoulure du bois passée au tamis de soie, le blanc de séreuse; pour enlever ces poudres, on se sert d'eau & de lait.

XIV. Les convulsions des petits enfans sont ordinairement les symptômes de quelqu'autres maladies, plutôt qu'une maladie primitive ; il est important d'en découvrir les causes.

1°. Les matieres corrompues dans l'estomac & dans les intestins, irritent ces parties & produisent des mouvemens irréguliers dans tous les nerfs. Or, d'où proviennent les matieres corrompues ? D'alimens mal-sains, dont la digestion est au-dessus des forces de l'estomac. On en trouvera donc le remede dans la diete, c'est-à-dire, dans la diminution de la quantité de la nourriture. On fera aussi usage de quelques lavemens d'eau tiede & de syrop de chicorée.

2°. Le séjour des acides produit aussi des convulsions ; la bouillie & d'autres alimens semblables, s'aigrissant dans l'estomac, l'enfant ne tarde pas à éprouver des coliques, des embarras dans les diverses parties du bas-ventre, une tention considérable, &c. Il faut alors avoir recours aux absorbans.

3°. Les mauvaises qualités du lait forment une derniere cause des mêmes effets : soit que la nourrice ait eu quelque colere violente, quelque chagrin, quelque frayeur ; soit qu'elle ait pris des alimens mal-sains, soit qu'elle soit dans le flux menstruel, & que cette époque dérange sensiblement sa santé ; dans tous ces cas, le lait se gâte & jette l'enfant dans les accidens dont nous parlons ; l'on y remédie en le privant de ce lait vicié, en faisant extraire celui qui a souffert, jusqu'à ce que la nourrice soit remise dans son état de santé & de tranquillité, en donnant à l'enfant quelques lavemens ; en le nourrissant de panade un ou deux jours, ou d'autre soupe ; en lui faisant boire une infusion de fleurs de tilleul avec un peu d'eau de fleurs d'orange. On le purgera avec le syrop de chicorée, pour dissiper le désordre que le mauvais lait aura occasionné.

Un abus en entraîne toujours d'autres. Le lait que l'enfant vient de prendre & qu'il vomit, est remplacé sur le champ par de la bouillie. S'il la vomit, on lui en redonne de nouveau. L'enfant suffoque ; bientôt après les cris viennent à percer ; & pour l'appaiser, on a recours au teton ; on le barbouille de bouillie ; & s'il ne s'appaise point, on le met alors dans un maillot où, bien lié & garrotté, il ne peut, dans le moment, donner aucun signe de douleur. L'enfant n'ayant plus la liberté de crier, gémit : on le met dans un berceau qui, agité avec une certaine violence, l'étourdit tout-à-fait. On croit l'enfant tranquille, & l'on est content de ses soins.

Sans m'arrêter davantage sur des abus condamnables, je demande si l'on ne voit pas naître de là le germe de toutes les maladies des enfans ? Mais je ne m'attache ici qu'à quelques-unes de celles qu'ils ont dans le premier âge ; & si l'on veut considérer un moment les ravages que peut causer une administration si singuliere, sur des organes si délicats, on pourra revenir d'un usage si répandu & si meurtrier.

XV. On sevre souvent trop tôt les enfans. On doit attendre que la nature en indique le tems par l'éruption des dents, laquelle a lieu tantôt plus tôt, tantôt plus tard. Un savant médecin compare l'éruption des dents chez les enfans à la mue des oiseaux. Ceux-ci, lorsque les plumes commencent à percer la peau, éprouvent une petite fiévre, deviennent tristes & ne chantent plus. Les enfans, lorsqu'ils sont près du tems de la dentition, ressentent une démangeaison douloureuse aux gencives, ils sont tristes, la fievre les prend ; ils ont des terreurs paniques, des insomnies, une salivation abondante, des vomissemens, des accès épileptiques, des convulsions, les gencives s'enflamment, il y survient des tubercules. C'est donc alors qu'il a plus que jamais besoin de la nourriture qui lui est propre : il ne doit donc être sevré qu'après la dentition.

L'enfant, lors qu'il éprouve ces douleurs, porte fréquemment à la bouche tout ce qu'il peut trouver pour le mâcher. On s'imagine alors qu'on facilitera la dentition, en lui donnant pour cet usage quelques corps durs, comme l'ivoire, &c. Je crois qu'on se trompe, & que de tels corps appliqués sur les gencives les rendent calleuses, les endurcissent, préparent un déchirement douloureux qui cause quelquefois des convulsions. Prenons les animaux pour exemple. On ne voit pas les jeunes chiens exercer leurs dents naissantes sur des cailloux, sur du fer, sur des os, mais sur du bois, du cuir, des chiffons & autres matieres où les dents s'impriment aisément. Qu'on fasse donc mâcher à l'enfant des fruits secs, des croutes, des racines de guimauve, &c.

La sortie des dents expose les enfans à plusieurs maux dont le tems est le plus sûr remede. Cependant on doit commencer par diminuer la quantité de leurs alimens, tant parce que l'estomac est alors plus foible qu'auparavant, que parce qu'il y a quelquefois un peu de fiévre ; il faudra pour les mêmes raisons augmenter un peu la boisson. La meilleure seroit une infusion de tilleul blanchie avec un peu de lait ; car on doit chercher à absorber, à tempérer les acides de l'estomac.

Dans le tems de la dentition, rien n'est plus

salutaire à l'enfant qu'une petite diarrhée & une salivation abondante, sans lesquelles il tombe dans les accidens dont nous avons déjà parlé. Or, pour procurer la diarrhée, si elle ne venoit pas d'elle-même, on employeroit les lavemens faits avec une décoction de mauves. Pour faciliter la salivation, la nourrice passera de tems en tems ses doigts couverts d'un peu de miel sur les gencives de l'enfant. Plusieurs auteurs recommandent la feuille de tabac trempée dans la bierre & roulée sur les doigts de la nourrice, pour les passer ensuite sur les gencives. On ne doit pas négliger ces moyens, la salivation étant nécessaire pour empêcher la crispation des gencives, & pour appaiser les douleurs de la ponction.

Dans le cas des convulsions, on emploie ou la poudre de Wilis, qui est composée d'absorbans, ou l'esprit de cornes de cerf. La doze de ce dernier remede est de trois ou quatre gouttes mêlées à l'eau de cerise noire. On peut aussi faire usage de l'infusion de fleurs de tilleul.

XVI. J'ai déjà dit que la bouillie ne devoit pas être substituée au lait maternel; lorsque l'enfant est encore foible, on ne sauroit trop blâmer les nourrices qui ont recours à cet aliment étranger lorsqu'elles manquent de lait; mais dès que l'enfant est sevré, ne risque-t-on rien en lui donnant la bouillie pour nourriture ordinaire ? Un tel aliment est, à mon avis, très dangereux. La farine qui y entre est une partie brute & grossiere. Peut-on espérer qu'elle puisse être facilement digérée par un estomac délicat ? Délayée dans l'eau & le lait & susceptible de coagulation, elle devient une espece de colle. Quel travail pour des organes foibles ! La farine, qui s'aigrit aisément, pique & irrite les intestins & procure des tranchées continuelles. L'estomac contracte une intempérie acide qui s'oppose à la digestion & à la formation d'un bon chile ; il faudroit donc substituer à la bouillie une panade faite avec de la mie de pain coupée par tranches, & bouillie dans l'eau avec un peu de beurre & quelques grains de sel. On peut aussi employer les deux panades suivantes.

La premiere se fait avec de la mie de pain blanc écrasée (la quantité qu'on voudra) ; faites-la bouillir dans du lait pendant quelques minutes ; mêlez-y un jaune d'œuf, faites-y fondre un peu de sucre.

La deuxieme se fait avec du pain blanc bouilli dans l'eau, jusqu'à une dissolution entiere, en passant le résultat dans un linge qu'on presse ; on a une espece de crême liquide que l'on épaissit avec du lait.

On peut donner ces nourritures aux enfans sans craindre qu'elles ne s'aigrissent ou qu'elles ne leur causent des tranchées ; si l'on vouloit employer la bouillie, il faudroit, pour la rendre un peu moins dangereuse, torifier ou griller la farine.

Il est important que les enfans s'accoutument à mâcher. C'est le vrai moyen d'aider la dentition. D'ailleurs, les sucs salivaires produits par une bonne mastication, facilitent la digestion des alimens, auxquels ils se mêlent.

Si l'on ôte aux enfans l'usage du bon lait avant qu'ils aient la plus grande partie de leurs dents, ne pouvant mâcher, ils tombent souvent dans la chartre ou rakitis, parce que le dissolvant de leur estomac n'est pas assez puissant pour séparer & dissoudre tous les principes des alimens solides, & faire un bon chile, d'où il arrive deux choses. L'une, que le sang qui en résulte étant dénué de ces principes actifs, sera la cause de la noueure ; & l'autre, que l'enfant n'étant pas assez fort pour supporter la douleur, sera exposé à nombre de dangers ; principalement les enfans qui auront été nourris d'un lait séreux, sans liaison & sans consistance, comme il arrive ordinairement aux nourrices qui travaillent & fatiguent beaucoup & qui sont mal nourries.

Puissent les réflexions renfermées dans cette Méthode, servir à écarter une partie des maux qui assiégent les nouveaux-nés!

Permis d'imprimer. Louons le Sieur DAUNOU *de son zele, & invitons le public à profiter de ses réflexions & des moyens qu'il propose. A Boulogne, le 4 Février 1786.*

DE HAME.

www.ingramcontent.com/pod-product-compliance
Ingram Content Group UK Ltd.
Pitfield, Milton Keynes, MK11 3LW, UK
UKHW012123240726
13965UKWH00005B/1927